女性のための *Oral Health* 教室

オーラルケア バイブル

新訂版

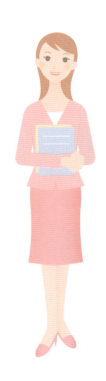

H・M's collection

濱田 真理子

医学情報社

はしがき

前に発売された『オーラルケアブック』の発刊より早くも12年の月日が経ってしまいましたので、新しいニーズに対応して、本をつくり変えてみました。組織全体では年間1万人以上の患者さんとお会いしますが、女性ならではの悩みごととして患者さんから相談されることが増えてきたように感じます。以前に増して女性という性別を考慮に入れて疾患を考える「女性医療」が注目されています。

女性の生涯には、初潮、妊娠、出産、更年期など、ホルモンバランスが大きく変わる時期が何度もあります。ホルモンバランスの変化によって、思春期性歯肉炎や、妊娠、出産を経ての歯周病、閉経後の更年期に特徴的なドライマウス、骨が多孔化する骨粗鬆症といった諸症状が現れることも少なくありません。

歯科に関する情報はあふれていますが、歯科医療を受診されている患者さんには、正確な情報をもとに、女性のライフステージごとの口腔内の変化や特徴とお付き合いいただきたいと願っています。本書を女性の座右の書としてお役に立てていただければ幸いです。

また、女性だけでなく男性患者さんにもわかりやすいように口腔ケアの重要性やデンタルエステティック、一般的な歯科治療についても解説し、まとめてあります。

待合室の読みものとして、また患者さん指導時のコミュニケーションツールとしてご活用ください。

また、この場をお借りして、初版発行時に監修のご協力をいただいた飯島裕之先生、初版発行時に続き、今回の新訂版発行におきましてもお力添えいただいた宮下 元先生、久光 久先生に感謝申し上げます。

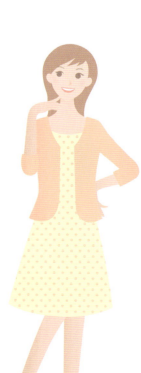

2017. 5.
H.M's COLLECTION
代表取締役　濱田真理子
URL ● http://www.m-dental.com/

Contents

Thema1　女性の体とオーラルの基礎知識

ライフステージ別アプローチ …………………………………… 4

歯の誕生 …………………………………………………………… 6

どうしてむし歯になるのでしょう？ …………………………… 8

歯周病ってどんな病気？ ………………………………………… 10

女性ホルモンについて知っておきましょう …………………… 12

歯の寿命〜加齢で歯がなくなる？〜 …………………………… 13

赤ちゃんができたら気をつけてほしいこと …………………… 14

Thema2　オーラルケアについて

オーラルケアは専門家とのパートナーシップで ……………… 16

プロフェッショナルケア ………………………………………… 17

歯垢除去（プラークコントロール）の方法 …………………… 18

ケミカルプラークコントロール ………………………………… 20

歯間のお掃除をしましょう ……………………………………… 21

Thema3　オーラルエステティック

歯を白くしたい人へ〜Teeth Whitening〜 …………………… 22

アンチエイジングとオーラルビューティー …………………… 24

Best Smileのために〜表情筋のエクササイズ〜 ……………… 25

くちびるエクササイズ …………………………………………… 26

Thema4　オーラルのトラブルについて

ブレスチェックをしてみましょう ……………………………… 28

女性とドライマウス ……………………………………………… 29

噛み合わせと歯並び ……………………………………………… 30

入れ歯（義歯）の特徴と注意点 ………………………………… 31

あなたは大丈夫？ ………………………………………………… 32

歯を削ったら、歯がなくなったら ……………………………… 33

インプラントってなに？ ………………………………………… 34

トピックス お口と全身の健康 バクテリアセラピー・オーラルフレイル ……36

付録 う蝕の病態説明用、歯周病の病態説明用 …………………37

Theme 1 女性の体とオーラルの基礎知識

ライフステージ別アプローチ

女性は男性よりも性ホルモンの影響を大きく受けます。初潮、妊娠、出産、更年期などの節目の時期は特に、体の健康とともにお口の健康にも十分注意しましょう。

ライフステージ	お口の中の特徴	お口のリスク
乳幼児期	・乳歯が生え始める（生後6カ月頃～） ・乳歯が生えそろう（3歳頃）	・むし歯が急増する時期
学童期	・永久歯が生え始める（6歳頃～） ・乳歯が抜け始め、永久歯との交換が始まる（6歳頃～）	・むし歯が多発する時期 ・歯肉の炎症に注意
思春期 （初潮がある）	・永久歯が生えそろう（15歳頃まで）	・生えたての永久歯のむし歯が多発する時期 ・歯肉炎が多発する時期
成人期	・永久歯が成熟する	・歯肉炎から歯周炎への移行が多発する時期 ・口腔内の細菌叢が変化する時期
妊娠期	・女性ホルモンの増加 ・食生活の変化 ・お口の中のpHが酸性に傾く ・つわりの影響が出る	・歯周病のリスクが増大する時期 ・むし歯のリスクが増大する時期
更年期	・女性ホルモンの減少 ・お口の中が乾燥 ・骨粗鬆症になりやすい ・歯周病により歯根が露出	・歯周炎による歯の喪失が多発する時期 ・歯根部分のむし歯が多発する時期
老年期	・お口の機能低下 ・唾液の量が減少 ・歯周病により歯根が露出 ・入れ歯の装着	・歯周炎による歯の喪失が継続する時期 ・歯根部分のむし歯が多発する時期

4

Theme1 女性の体とオーラルの基礎知識

ポイント	関連ページ
●乳歯が生え始める頃に、むし歯原因菌が保護者（主に母親）から感染します。感染の時期が遅ければ遅いほど、子供のむし歯のリスクは低くなります。 ●乳歯は永久歯に比べてむし歯原因菌の出す酸に溶けやすく、むし歯にかかりやすい特徴があるので、おやつの与え方や砂糖入りの飲み物の与え方などに注意が必要です。 ●保護者による歯みがきを習慣化し、歯みがきに慣れさせることが大切です。	赤ちゃんができたら気をつけて欲しいこと p.6、14、15
●永久歯が生え始め、乳歯と永久歯が混在する時期のため、歯並びが複雑になり歯みがきが難しくなります。 ●生えたばかりの永久歯はむし歯原因菌の出す酸に溶けやすく、むし歯にかかりやすい特徴があります。 ●食生活や口腔清掃の正しい生活習慣を身につけることが大切です。 ●お口の状態（歯並び、歯の大きさ）に適した歯ブラシを選択しましょう。 ●歯科医院での定期的なケアを受けることを習慣化しましょう。	定期健診でのケアを習慣化 p.6、10、16、17、18
●歯科医院での定期的なケアを受けることを習慣化しましょう。 ●性ホルモンのバランスに変化が現れ、歯肉の炎症が起こりやすくなりますが、規則正しい食生活やお口の中を清潔に保つことで、炎症を防いだり改善したりすることができます。 ●口臭が出やすい時期でもありますが、原因の大半はお口の中の汚れです。	女性ホルモンについて p.6、7、12、13、18、21
●永久歯が生えそろい、成熟したこの時期は、お口の中の変化も少なく比較的安定した時期ですが、生活習慣病の発生・進行の時期でもあるため、お口の健康への影響に注意が必要です。 ●歯周炎による歯の喪失が増え始める時期です。	p.7、10、12、13、16、17、18
●女性ホルモンが増加するため歯周病にかかりやすくなります。以前に歯周病にかかったことのある人は再発することも多く、重症化する場合もあります。 ●歯肉の炎症が起きやすくなります。 ●お口の中のpHが酸性に傾くためむし歯ができやすくなります ●つわりのために歯みがきが十分にできないことから、プラーク（歯垢）が溜まりやすくなります。 ●母親のお口を清潔に保つことは、生まれてくる赤ちゃんにむし歯原因菌を感染させにくくするために重要なことです。	p.12、13、14
●更年期でホルモンバランスが変化し、精神的、肉体的にさまざまな不快症状が出現しやすく、唾液の量や質も低下するため、お口の中が不潔になりやすい時期です。 ●更年期の不快症状に対処するために処方される薬剤の中に、副作用として唾液の量が減るものが含まれる場合があるので注意が必要です。 ●歯周病の進行によって歯肉が減って歯根が露出してしまい、むし歯にかかりやすくなります。	アンチエイジングとオーラルビューティー p.12、13、16、17、24、25
●食べ物を噛んだり、飲み込んだりするお口の機能が低下します。 ●全身疾患や薬の副作用によって唾液の量が減り、お口の中が不潔になりやすく、歯周病やむし歯を悪化させる要因になります。	p.21、22、28、29

Theme 1　女性の体とオーラルの基礎知識

歯の誕生

歯はお母さんのお腹の中で、胎生6週頃からでき始めます

歯の発生（乳歯ができるまで）

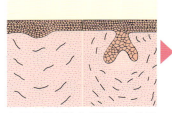
あごの骨が胎生6週頃からでき始め、この骨の中に歯の芽（歯胚）がめばえます。

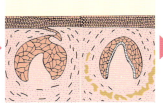
胎生4〜5カ月になると乳歯の芽が石灰化を始めます。

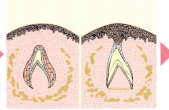
赤ちゃんが生まれる頃には乳歯の頭の部分はほぼできあがっています。そしてだんだんと根の部分もつくられます。

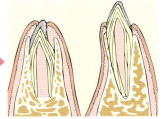
生後6カ月頃、あごの骨と歯肉を破って歯が生え始めます。

※乳歯ができるのと平行して、永久歯も胎生4カ月頃からでき始めます。

女性は自分の歯を守るだけでなく、妊娠期にはお腹の赤ちゃんの歯をつくり、育てなければなりません。歯はコラーゲンというタンパク質でできた線維の網に、カルシウム、リンなどのミネラルが結合（石灰化）してつくられます。生まれてくる赤ちゃんのためにも、バランスのよい食生活を心がけましょう。

乳歯と永久歯

乳歯は全部で20本、永久歯は28本〔親知らず（智歯）を含めると32本〕あります。
乳歯は生後6カ月頃から生え始め、3歳頃までに生えそろいます。永久歯は6歳頃から生え始め、15歳頃までに生えそろいます。親知らずは22、3歳頃までに完成しますが、歯内の外に出るとは限りません。

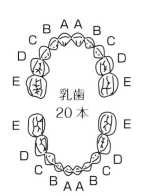

乳歯	名称
A	乳中切歯
B	乳側切歯
C	乳犬歯
D	第1乳臼歯
E	第2乳臼歯

永久歯	名称
1	中切歯
2	側切歯
3	犬歯
4	第1小臼歯
5	第2小臼歯
6	第1大臼歯
7	第2大臼歯
8	第3大臼歯

※親知らずを入れると32本

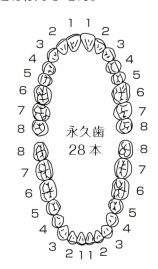

歯の生え変わり

永久歯は乳歯の下で育ち、生えるときを待っています。「どうせ生え代わるから」と乳歯のむし歯を放っておく人がいますが、乳歯の下で待機する永久歯に悪影響を与えるので、必ず治療しましょう。

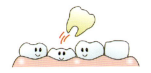

Theme1 女性の体とオーラルの基礎知識

歯の構造

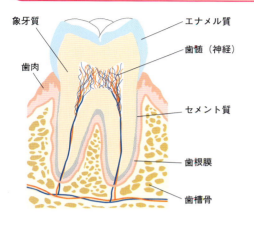

エナメル質	人間の体の中でもっとも硬い組織です。
象牙質	エナメル質よりも軟らかいため、むし歯が象牙質まで達すると急速に進行します。
歯髄（神経）	一般的に神経と呼んでいますが、血管、リンパ管、神経線維などが集まっていて、歯に栄養を供給しています。
セメント質	歯根膜線維を歯根に付着させています。
歯肉（歯ぐき）	歯槽骨を覆っているピンク色の粘膜です。
歯槽骨	歯を支えている骨です。
歯根膜	歯根と歯槽骨をつなぐ線維の束をいいます。

歯を失う原因

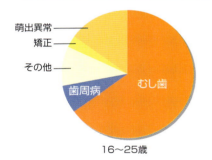

16～25歳

2大疾患：むし歯と歯周病

「年を取れば入れ歯になるのは当たり前」「歯は加齢でなくなる」と思っている人はいませんか？ "お口の加齢＝入れ歯" というイメージを持っている方がとても多いのですが、「加齢」で歯を失うことはなく、歯を失う原因の大半は "歯周病とむし歯" という病気です。
この2つの病気を防ぐことができれば、歯を失うことなく一生自分の歯で過ごせる可能性が高くなります。

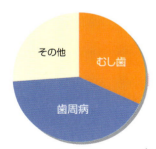

46～55歳

若い頃はむし歯によって歯を失うことが多く、30歳代後半以降は歯周病によって歯を失うケースがかなり増えます。

（口腔衛生会誌、37：570-571、1987より改編）

Point

特定保健用食品（トクホ）
食品中に含まれる特定の成分が、健康の保持・増進に役立つことが科学的に証明されており、健康に対してどのような機能を持っているかを表示することを消費者庁が許可した食品に表示されています。どのような効果があるかも表示されていますのでよく見てみましょう（「むし歯になりにくい」「歯を丈夫で健康に」等）。

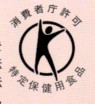

歯に信頼マーク
食べてから30分以内に人の歯垢のpHが5.7以下にならず、むし歯を起こす可能性が低い食品に表示されています。

Theme 1　女性の体とオーラルの基礎知識

どうしてむし歯になるのでしょう？

むし歯（う蝕）のメカニズム

むし歯は、お口の中のむし歯原因菌が私たちの食べた食物を分解して酸を出し、その酸によって歯が溶けてしまう病気です。

むし歯の原因に「①歯の質」「②細菌（ミュータンス菌）」「③糖質」の3つの要素があります。この3つの条件が重なり「時間の経過」とともにむし歯が発生します。

3つの原因をコントロールすると、むし歯は防げます。フッ素塗布はむし歯予防に効果がありますが、過大な期待は危険です（むし歯を完全に防ぐことはできません）。

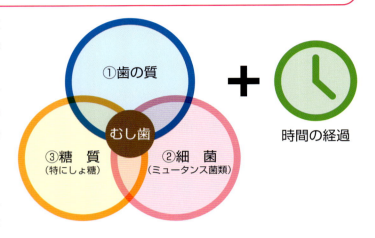

①歯の質

歯の質は、お母さんのおなかの中で歯がつくられるときに個人差が出ます。人によりエナメル質や象牙質の状況（＝歯の質）で、エナメル質が強い・弱い、むし歯になりにくい・なりやすい、などの差が出ます。
※乳歯や永久歯が生えたばかりのときは特に注意が必要です。

②細菌（ミュータンス菌）

ミュータンス菌は、約1μm（1/1000mm）の球状が連なった連鎖球菌です。プラーク（歯垢）をつくり、歯の表面に付着します。この菌は酸をつくり出し、歯の成分であるカルシウムやリンを溶かして（脱灰）歯をもろく弱くしむし歯をつくりやすくします。

③糖質

食物に含まれている糖質（特に炭水化物と砂糖）は、ミュータンス菌が酸をつくる材料に使われます。間食が多い人や、甘いものをよく摂る習慣があると歯の表面が酸にさらされる時間が長くなり、むし歯になりやすくなります。

あなたは、むし歯になりやすい人？　なりにくい人？

「一生懸命歯をみがいているのにむし歯になる人」「歯みがきしていないのにむし歯にならない人」こんな人たちがあなたの周りにはいませんか？　世の中には「むし歯になりやすい人」と「むし歯になりにくい人」がいます。この両者の差は一体何なのでしょうか？

むし歯になりやすさを左右する主な要因
1. 歯に付着するプラーク量
2. むし歯原因菌の量
3. 唾液の量
4. 唾液の質（唾液に含まれる抗体）
5. 歯の質（酸に溶けやすいか溶けにくいか）
6. 食生活
7. 遺伝

歯科医院で検査できます

検査することで「むし歯になりやすさ」「歯周病菌の現状把握・状況」「どうしたら予防できるか？」などを知ることができます。なりやすい人となりにくい人では予防法が違います。自分に合った予防法を実践しましょう！

むし歯や歯周病原菌の検査の種類：位相差顕微鏡、細菌の形態と動きを主に調べます（菌種を同定できません）。

細菌培養法＊：歯周ポケットから採取した細菌や唾液を検査機関に送り、培養、細菌の種類と細菌数から、歯周病原菌による組織の破壊要因を判定します。

＊歯周病菌の培養は特殊な装置が必要になりますので、一般の歯科医院では安易にできません。

Theme1　女性の体とオーラルの基礎知識

むし歯（う蝕）の進行（付録"う蝕の病態説明用"参照）

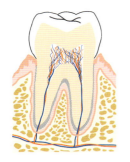 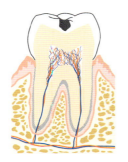 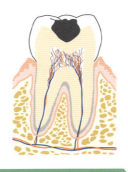 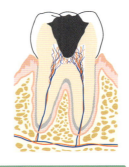 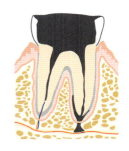

CO
COとは学校歯科検診で用いられる要観察の記号
まだ歯に穴はあいていませんが、表面が溶かされてつやが消え白濁していたり薄い茶色になったりした状態をいいます。
症状：痛む自覚症状はありません。初期むし歯（CO）は「再石灰化」により健康な歯に戻ることがあります。

C1
エナメル質に限定しているむし歯
歯の表面であるエナメル質の限られた狭い範囲に浅い穴ができている状態。
症状：痛みやしみる感じはありません。

C2
象牙質まで進んだむし歯
むし歯が象牙質まで進んだ状態。
症状：冷たい飲食物でしみたり痛みを感じたりする。

C3
神経まで進んだむし歯
むし歯が神経まで進んでいる状態。表面の穴が大きくなくても奥で広がっていることが多い。
症状：激しい痛みがある。

C4
歯根だけ残ったむし歯
歯ぐきから上の部分がほどんどむし歯でなくなり、歯の根だけ残った状態。
症状：神経が壊死して痛みがなくなる。歯を抜くことも多い。

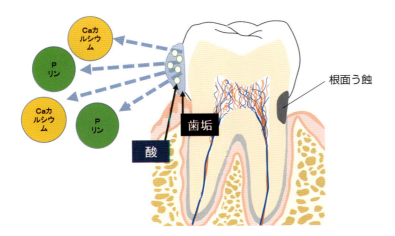

 根面う蝕

歯肉の退縮により露出した根面に発生するむし歯のこと。高齢者に特徴的なむし歯です。
エナメル質う蝕が初期の場合は、脱灰と再石灰化が起きますが、根面う蝕の場合は、起こりません。再石灰化が生じないむし歯は、自然治癒が期待できません。

象牙質知覚過敏症

歯の痛みを感じても、むし歯とは関係がない症状として、象牙質知覚過敏症があります。冷たい水や冷たい風にしみたりしますが、むし歯のような自発痛はありません。硬い毛の歯ブラシ・歯ぎしり・くいしばりなどによる歯肉の後退が主要な原因となります。

Theme 1　女性の体とオーラルの基礎知識

歯周病ってどんな病気？

健康な歯肉

☐　硬く引き締まっていて歯面に密接している
☐　歯肉はピンク色をしている（血液量・血管数・メラニン色素量（喫煙の有無とも関係する）・年齢などで多少違いがある）

歯肉は解剖学的に3つに分けられています。
①**歯間乳頭**：歯間空隙を満たしている歯肉。歯周病はこの部位から発症することが多い。
②**遊離歯肉**：歯の周囲を取り囲んでいる部分。
③**付着歯肉**：セメント質や歯槽骨にしっかり結合している。

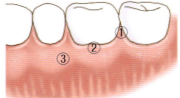
健康な歯肉

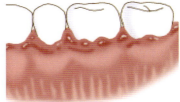
炎症を起こした歯肉

歯周病の進み方（付録"歯周病の病態説明用"参照）

歯周病は歯肉の炎症から始まり、歯を支えている周りの組織（歯肉・歯根膜・セメント質・歯槽骨）が歯周病原菌によって破壊されていく病気ですが、痛みなどの自覚症状が出にくいので、治療をせずに放っておくことが多く、進行が進み骨の支持を失うため歯が揺れて噛めなくなり、最終的に抜けてしまいます。

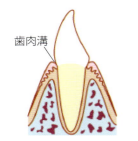
健康な歯肉
歯肉は健康的なピンク色でハリがあります。

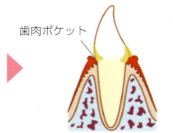
歯肉炎：Gingivitis
プラーク（歯垢）の増加によって歯肉が腫れ、歯みがき時に出血したりします。

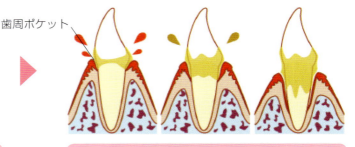
歯周炎：Periodontitis
歯周病原菌によって炎症が悪化し、歯を支えている歯槽骨まで溶けてしまいます。

＊「おかしい？」と自分自身で気づくことが第一です。手遅れにならないよう、定期的に歯科医院でチェックしてもらいましょう。

患者さんの悩み事の基礎症状

1. **口内炎**：口腔粘膜における局所的な炎症です。
2. **根面う蝕**：露出した根面にできたむし歯のこと。
3. **摩耗**：歯頸部の摩耗は硬い歯ブラシや荒い研磨剤を使用してゴシゴシ強く磨いたりしておこることがあります
4. **咬耗**：上下の歯が接触しながら、増齢に伴い進行する歯質の消耗のこと。
5. **象牙質知覚過敏症**：露出している象牙質が寒冷や酸味などの外来刺激に感じる一過性の疼痛です。
6. **クレンチング**：上下の歯を無意識に強くかみしめる癖のこと。
7. **グラインディング**：上下の歯を無意識に強く前後左右にすり合わせる癖のこと。歯ぎしりを意味する。

Theme1 女性の体とオーラルの基礎知識

歯周病の危険因子（リスクファクター）

歯周病は、プラーク（歯垢）の中の細菌が起こします。進行する原因は、複数の因子が関わっています。それを危険因子（リスクファクター）といいます。

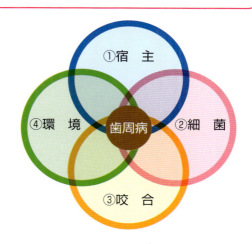

歯周病のリスクファクターは、
① 「宿主因子（個人の健康状態、遺伝など）」
② 「細菌の種類と量、作用時間」
③ 「咬合因子（歯並び、噛み癖など）」
④ 「環境因子（喫煙習慣など）」
の4つの要因があります。

①宿　主

宿主性因子：年齢、歯の数、遺伝、免疫反応、炎症反応（炎症の強さ）、全身疾患（特に糖尿病の有無）など。

炎症反応の種類：炎症性修飾因子（プラークリテンションファクター）。歯石の付着、歯列不正、食片圧入、不良補綴物、不適合の義歯、歯の形態異常、総義歯、口腔軟組織の形態異常、口呼吸。

②細　菌

口腔内には、約700種類の細菌がいるといわれています。その中で強く歯周病に関係する細菌は約10種類です。
細菌の存在する部位：口腔粘膜、歯周ポケット、舌、根面歯石など。

③咬　合

ブラキシズム（歯ぎしり）、咬合、ストレス。

④環　境

口呼吸で粘膜が乾燥すると、免疫力が低下する傾向があります。

歯周病と全身疾患の関係

歯周病の原因はプラーク中の歯周病原菌ですが、歯周病を放っておくと、この歯周病原菌が血管に入り込み、血流を介して他の臓器に影響を与えます。

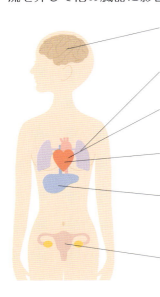

脳梗塞　重度の歯周病や高血圧症、動脈硬化症を有する人は脳梗塞を発症する危険性が高いことがわかっています。

誤嚥性肺炎　高齢者や手術後の患者さんなど体力が弱く嚥下反射が減弱している人は、口腔細菌が気管支や肺に侵入して肺炎を起こす可能性が高くなります。

細菌性心膜炎　プラーク中の細菌は他の組織に対して付着能力が強いものがあるため、心臓の弁やその周囲に付着・増殖して心膜炎を起こすことがわかっています。

狭心症・心筋梗塞　重度の歯周病のある人ほど冠状動脈硬化による心臓疾患が多くなります。また、動脈硬化症のある場合は血栓を形成しやすいことが明らかになっています。

非アルコール性脂肪肝炎　肝硬変から肝がんにまで進行する可能性がある非アルコール性脂肪肝炎が、糖尿病や心臓病より歯周病との直接的な因果関係が深いことが明らかにされています（国内100〜200万人）。

低体重児出産　重度の歯周病を持つお母さんは、お口が健康なお母さんに比べて低体重児出産の可能性が高いというデータが報告されています。（詳しくはp.14「赤ちゃんができたら気をつけてほしいこと」を参照してください）

糖尿病　歯周病が糖尿病を悪化させることがわかってきました。歯周病をきちんと治療することで、血糖値やHbA1cの値が改善されるという報告があります。

Theme 1　女性の体とオーラルの基礎知識

女性ホルモンについて知っておきましょう

女性ホルモンってなに？

女性の体や心は女性ホルモンによってコントロールされています。生理痛、頭痛、肩こり、疲れ、冷えなどの体の不調や、イライラ、不安などの心の不調も女性ホルモンの影響を受けています。

女性ホルモンには、エストロゲン（卵胞ホルモン）とプロゲステロン（黄体ホルモン）の2つのホルモンがあります。

ホルモンが作用する流れ

脳にある視床下部、脳下垂体から指令が出ると性腺刺激ホルモンが分泌されます。すると、卵巣が働き、女性ホルモン（エストロゲン、プロゲステロン）が分泌されます。

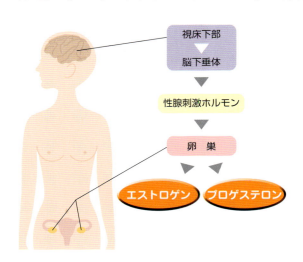

エストロゲン（卵胞ホルモン）
思春期の頃から分泌が増え始める、女性らしい体型をつくるホルモンです。子宮、乳房、自律神経、感情、骨、皮膚など、さまざまな体の部分に働きかけ、健康に重大な影響を与えます。

プロゲステロン（黄体ホルモン）
排卵が起こると卵胞がプロゲステロンを分泌します。エストロゲンによって増殖した子宮内膜に受精卵が着床しやすいように整え、妊娠を迎える準備のためのホルモンです。妊娠後は妊娠を継続させる働きを持ち、妊娠しなければ2週間程度で分泌がなくなります。

月経周期とホルモンリズム

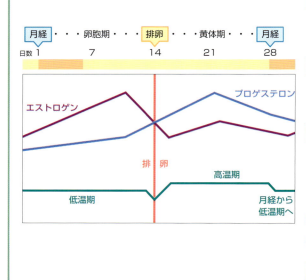

卵胞期　卵巣で卵胞が成熟します。エストロゲンがたくさん分泌され、体調が最も安定します。お肌の状態もよく気分も安定して、女性が一番キレイな時です。

排卵期　成熟卵胞の卵胞壁が破れて排卵が起こります。妊娠しやすい時期です。

黄体期　排卵後、卵胞は黄体に変化し、エストロゲンとプロゲステロンを分泌します。排卵を境にプロゲステロンがたくさん分泌され、体調、精神ともに不安定になります。お口の中にも影響が現れ、歯肉が腫れたり出血しやすく、口臭も出やすくなります。歯周病原菌には女性ホルモンを好む菌が存在します。

月経（生理）　妊娠しなかった場合は、プロゲステロンとエストロゲンの分泌が低下し、増殖した子宮内膜が剥がれ落ちて月経になります。

Theme1 女性の体とオーラルの基礎知識

歯の寿命～加齢で歯がなくなる？～

歯の寿命は女性のほうが短い

平均寿命といえば「女性のほうが長い」というイメージがあると思います。ところが、歯の平均寿命に関しては女性のほうが短いということを知っていますか？

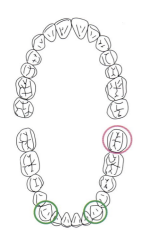

	男 性	女 性
平均寿命（2016年）	80.79年	87.05年
歯の平均寿命	59.8年	58.5年
最も長寿の歯 ○	下顎の左および右側の犬歯（糸切り歯） 平均寿命　66.7年	下顎の左および右側の犬歯（糸切り歯） 平均寿命　66.2年
最も短命な歯 ○	下顎の左側の第2大臼歯（親知らずを除いた一番奥の歯） 平均寿命　50.0年	下顎の左側の第2大臼歯（親知らずを除いた一番奥の歯） 平均寿命　49.4年

（歯科疾患実態調査）

女性の平均寿命は男性よりも7年近く長いにもかかわらず、歯に関しては1.3年短いという調査結果があります。女性にはホルモンバランスの変化により歯周病で歯を失うリスクが高くなる時期があります（詳しくはp.4、5「ライフステージ別アプローチ」を参照してください）。リスクが高いからこそ、お口の健康に気をつけて平均寿命に歯の寿命が追いつくように健康寿命をケアしていくことが大切です。

加齢とホルモンの変動

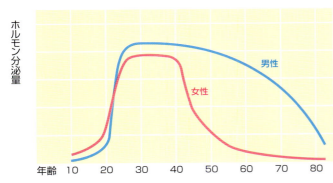

女性ホルモンは思春期頃から分泌が増え始め、20～30歳頃にピークを迎えます。その後40歳代後半から急激に減少します。
このホルモンが急激に減少していく時期が更年期です。女性は男性と異なりホルモンが急激に減少してしまうため、男性よりも更年期障害が重いのです。

女性ホルモンの変化と更年期

加齢による卵巣機能の低下によって女性ホルモン、特にエストロゲンが減少していき更年期を迎えます。20代から30代の女性の体はエストロゲンに守られているため、生活習慣病にもかかりにくくなっています。ところが更年期に入りエストロゲンの分泌が低下してくると骨や血管などにも影響が現れ、生活習慣病にかかりやすくなってしまいます。エストロゲンの減少とともに骨塩が減少し、骨粗鬆症が始まります。

Theme1 女性の体とオーラルの基礎知識

赤ちゃんができたら気をつけてほしいこと

妊娠すると歯が悪くなる?

「妊娠すると赤ちゃんに歯のカルシウムを取られて歯が悪くなる」と昔からよくいわれてきましたが、赤ちゃんに歯のカルシウムを取られるということはありません。

妊娠中に歯や歯肉を悪くする人が多いのは、女性ホルモンの増加、新陳代謝の変化、消化液(唾液や胃液など)の変化、"つわり"により口腔清掃が不十分になり、お母さんのお口の健康にも大きな影響を与えるためです。

妊娠すると歯肉の炎症が起こりやすくなります

妊娠中はつわりのためにブラッシングが十分に行えないなどのほか、女性ホルモンの増加で、血液中に歯周病原菌が増殖して歯肉に炎症反応が強く現れるようになります。そのため歯周病が重症化しやすく、以前に歯周病にかかったことのある人は再発する可能性も高くなります。

お口の中を清潔に保って歯肉の炎症を起こさないようにしていると、歯周病の重症化を予防できるので、日頃からのケアはとても大切です。

歯周病が低体重児出産の原因に

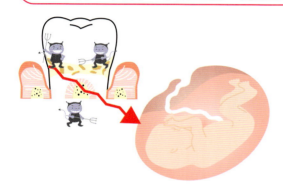

重度の歯周病を持つ人のお口の中で繁殖した歯周病原菌が、血流を介して羊水に入り込むと、免疫細胞が活性化し炎症性の生物活性物質が放出されます。この物質が羊膜を破壊するように働いて、低体重児出産を引き起こすといわれています。

また、この生物活性物質の働きによって、プロスタグランディン E_2 が活性化すると、子宮収縮と子宮頸部の拡張を引き起こし、低体重児出産の要因となります。

つわりとオーラルケア

つわりの時期は、食べ物の好みが変わったり、少しずつ何回にも分けて食事を摂ったりと、食生活が変わり口腔清掃が困難になる時期があるため、むし歯ができやすくなります。

また、つわりで歯みがきが十分にできないことからプラーク(歯垢)が溜まりやすくなり、歯肉が炎症(妊娠性歯肉炎)を起こしやすくなります。

吐き気を起こしにくい小さな歯ブラシや刺激の少ない歯みがきペーストを使って、いつもお口の中をキレイに保つように心がけましょう。お母さんのお口の健康が、生まれてくる赤ちゃんに大きく影響するのですから。

Theme1 女性の体とオーラルの基礎知識

むし歯原因菌はお母さんから感染します

むし歯の原因になるミュータンス菌は、乳幼児期に保育者（主に母親）から感染することがわかっています。さらに、むし歯になりやすい保育者から感染すると、子供も保育者と同じようにむし歯になりやすくなるという報告もあります。

むし歯原因菌は、感染する時期が遅ければ遅いほど、その後のむし歯の本数が少ないというデータがあります。子供のむし歯予防には、ミュータンス菌やソブリヌス菌などのむし歯原因菌の感染をなるべく遅らせることや、その数を少なくすることが大切です。

 むし歯原因菌の多さやむし歯のなりやすさは「唾液検査」で調べることができます

むし歯原因菌の感染を遅らせるには、お母さんのお口の中を清潔に保つことがとても重要です。
むし歯原因菌の存在やその多さを唾液検査で調べてもらい、適切な対応をしてもらうことでむし歯原因菌の子どもへの感染を遅らせることができます。

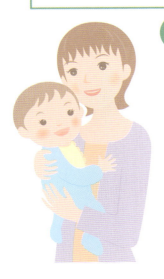

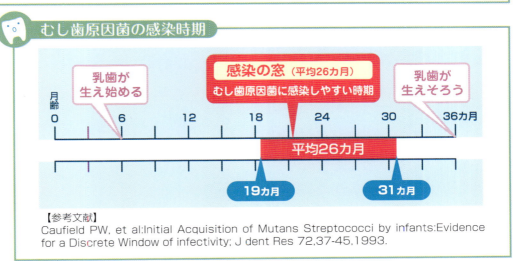

【参考文献】
Caufield PW, et al:Initial Acquisition of Mutans Streptococci by infants:Evidence for a Discrete Window of infectivity; J dent Res 72,37-45,1993.

喫煙と歯周病

「ヘビースモーカーの人は歯周病になりやすい」って知っていますか？
タバコは未熟児や低体重児出産の可能性が高くなるだけでなく、歯周病にもかかりやすくなります。これは、タバコに含まれるニコチンが白血球の機能を低下させ、血流の減少によって歯周病原菌を撃退する免疫機能が下がってしまうためです。さらにニコチンは血管を収縮させて血行を悪くするので、歯周病の症状である歯肉の炎症や出血が起こりにくくなり、歯肉の異変に気づきにくくしてしまいます。
また、喫煙を続けている状態で歯周病を治療しても、治りにくいこともわかっています。

妊婦さん自身が喫煙していなくても、夫や職場の人が妊婦さんの近くで喫煙していると（受動喫煙）、お腹の中の赤ちゃんにも悪影響を与えてしまいます。妊婦さんの近くでは喫煙しないように気を配りましょう。

Theme 2 オーラルケアについて

オーラルケアは専門家とのパートナーシップで

お口を健康に保つためには、ご家庭でのホームケアと歯科医院での歯科医師や歯科衛生士が行うプロフェッショナルケアを両立させることが必要です。それは、どんなに努力してもプラーク除去が100％できないからです。歯ブラシのプラーク除去率は50〜60％、歯間ブラシ・デンタルフロスは20％程度です。

プロフェッショナルケアとホームケア

プロフェッショナルケア
- 歯のクリーニング
- 歯間のクリーニング
- 歯石の除去
- フッ素塗布
- 歯みがき指導
- 3DS（ミュータンス菌や歯周病原菌などを薬剤で直接除菌する、根本的な予防法）、正しい清掃法の指導 など

ホームケア
- 歯みがき
- 歯間のお手入れ（フロス、歯間ブラシ）
- フッ素入り歯みがきペースト（歯磨剤）の使用
- 洗口剤（うがい薬）の使用
- 規則正しい食生活と清掃法の実施

健康なお口

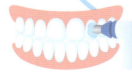

物理的清掃
プラーク（歯垢）と食べかすの除去
歯みがき・歯間の清掃

＋

化学的清掃
プラーク除去の効果を高める。細菌の殺菌
歯磨剤・洗口剤

定期的なプロフェッショナルケアの効果

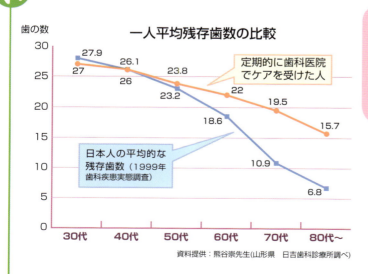

一人平均残存歯数の比較

年代	定期的に歯科医院でケアを受けた人	日本人の平均的な残存歯数（1999年歯科疾患実態調査）
30代	27.9	27
40代	26.1	26
50代	23.8	23.2
60代	22	18.6
70代	19.5	10.9
80代〜	15.7	6.8

資料提供：熊谷崇先生（山形県　日吉歯科診療所調べ）

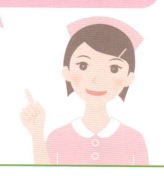

定期的に歯科医院に通っている人とそうでない人では、歯を失う比率が大きく異なっています。
プロフェッショナルケアとホームケアの両立は歯を失うことを効果的に予防します。

Theme 2 オーラルケアについて

プロフェッショナルケア

プロフェッショナルケアの例

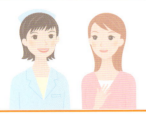

●治療計画
ご家庭での歯みがき習慣・食生活・全身疾患のヒアリングやリスク検査や染め出し検査など、1人1人に合ったプロフェッショナルケアの計画を患者さんと一緒に相談しながら計画を立てます。

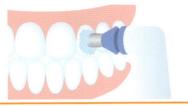

●歯と歯間のクリーニング
ご家庭での歯みがきのみでは落とし切れない頑固な汚れや、バイオフィルムと呼ばれる悪性の細菌の膜を歯の表面から除去します。特に汚れが溜まりやすい歯間の汚れは徹底的に除去します。

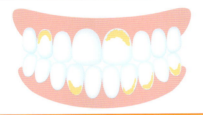

●歯石の除去
プラークが石のように歯に強固にくっついてしまったものが歯石です。ご家庭での歯みがきでは落とすことができず、歯科医院にある特殊な機械や用具を使って除去しなくてはなりません。除去後は歯石が大きく古くならないように定期的な検診とケアが必要です。

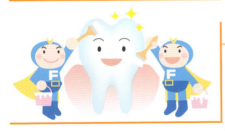

●フッ素塗布
むし歯予防のために高濃度のフッ素を歯に塗ります。高濃度のものは専門家しか取り扱いが許されていないため、ご家庭では低濃度のものしか使用することができません。歯科医院での高濃度フッ素の塗布とご家庭での低濃度フッ素の利用を組み合わせると効果的です。

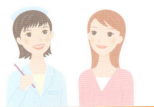

●歯みがき指導
歯並びや歯の形、大きさによって一番よいみがき方は人それぞれ違います。歯科医院では歯やお口の状態を診て、あなたに適した歯ブラシの選択やみがき方をお教えします。

お口の健康を保つためには、ご家庭でのホームケアと歯科医院で行うプロフェッショナルケアを両立させることが必要です。
プロフェッショナルケアは、あなたが生涯にわたって健康なお口を保てるよう、上記の内容をあなたにとって最適なタイミング、頻度で実施していきます。

PMTC

PMTCとは、Professional Mechanical Tooth Cleaninng の略。歯科衛生士などの専門家による歯のクリーニング。歯磨きだけでは落ちにくい汚れや歯垢・歯石を除去する歯科処置で、定期的に行うことによりむし歯や歯周病予防に高い効果があるります（p.16「定期的なプロフェッショナルケアの効果」参照）。

Theme 2 オーラルケアについて

歯垢除去（プラークコントロール）の方法

プラークコントロール（Plaque control）とは？

プラークコントロールとは、歯に付着したプラーク（歯垢）を少しでも少なくすること。歯周病の治療法の基本です。
歯ブラシ、デンタルフロスや歯間ブラシなどを用いて、歯と歯の間など、みがきにくい部位に付着したプラークの量を減らす正しい歯磨き（ブラッシング）の方法を身につけて、実践することです。

プラークコントロールの分類

プラークを取る場所は、歯肉から上の部分と歯肉の縁から下の部分にあります。歯肉の上の部分はホーム（自分自身でできる）ケア・歯肉の下の部分はプロフェッショナル（専門家の器材、その他でできる）ケアに分かれています（詳しくは p.17「プロフェッショナルケア」を参照してください）。

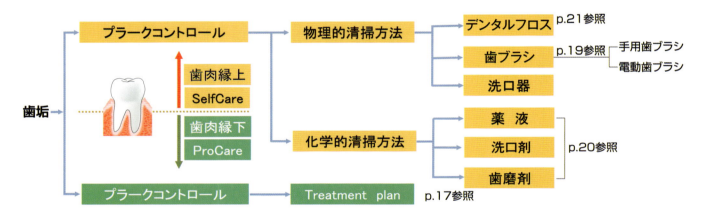

プラーク（Plaque）とは

プラークとは、微生物（多種類の細菌）の固まり。
歯の表面に付着した細菌によって構成されています。粘性の高い多糖体を持った物質で、そう簡単に除去することはできません。歯面に付着したプラークを放置していると時間の経過とともに歯石へと変化していきます。
バイオフィルムとは、歯周病原菌などの微生物やこれらの細菌が形成したその代謝産物の集合体です。

むし歯になりやすい部位

むし歯になりやすい場所は、歯と歯の間、歯と歯ぐきの境目、奥歯の噛み合わせ、前歯の裏、奥歯の奥、歯並びの悪い所です。歯ブラシと一緒にデンタルフロス、歯間ブラシ、ワンタフトブラシを毎日習慣的に使ってください（p.21「歯間のお掃除をしましょう」参照）。

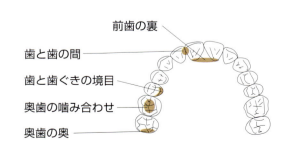

Theme 2 オーラルケアについて

歯ブラシのお話

プラーク除去の手段で歯ブラシは重要なグッズです。歯ブラシには手でみがく"手用歯ブラシ"と電動で動く"電動歯ブラシ"があります。

歯みがきで大切なことは、人の姿形が違うように、歯の形や大きさ、歯並びは人それぞれ違います。そのため、一番よいみがき方というのは人によって違います。歯科医院で自分の歯やお口の状態を診査してもらい、適切なアドバイスを受けましょう！（ここでは一般的な方法を紹介します。歯ブラシの清掃効果はp.16参照）

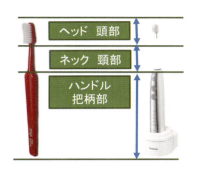

手用歯ブラシ / ヘッド 頭部 / ネック 頸部 / ハンドル 把柄部

電動歯ブラシ
・電動歯ブラシ
・音波歯ブラシ
・超音波歯ブラシ

手用歯ブラシ

● ヘッドは小さめを選択…奥歯に届きやすい。歯と歯の間などに当てやすい。
● 毛のかたさは、普通→やわらかめ→硬めの3種…毛束にしなやかさがあると歯肉と歯の境目をみがきやすい。
注意：硬い歯ブラシで力を入れてゴシゴシ擦ると歯や歯肉を傷めます。適切な歯ブラシ圧は約200g。

歯ブラシの使い方

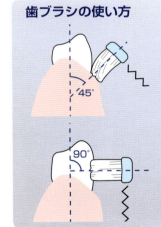

バス法：歯と歯肉の境目に45度に当てる。歯周病予防におすすめのみがき方。歯ブラシの毛束の外側を歯と歯肉の境目に当てて、軽い力で細かく動かします。

スクラビング法：歯に対して90度に当ててみがく。歯垢除去目的におすすめのみがき方。歯ブラシをまっすぐ当てて、溝から汚れをかき出すように細かく動かします。

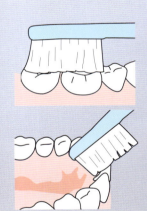

噛み合わせの面
歯ブラシをまっすぐ立てて、溝から汚れをかき出すように細かく円運動します。

前歯の裏側
歯ブラシを縦に入れてみがきます。

電動歯ブラシ

● 電動歯ブラシの弱点は振動があること。でも、その弱点は使っているうちにすぐに慣れてきます。弱点以上に女性におすすめしたいポイントは、安定したプラーク除去・歯肉に優しいマッサージ効果。女性はホルモンの関係で、男性より毎日のお口の中の環境が変わりやすいものです。しっかり夜の歯みがきをしたのに、朝のネバネバ感を感じやすいのも女性。ネバネバを取ろうとついつい歯みがきに気合が入りすぎて、気がついたら歯肉を傷つけてしまうなんて人も結構多いようです。毎日の歯みがきアイテムの1つとして電動歯ブラシの導入をおすすめしています！
● 電動歯ブラシには色々な種類があるので、購入するときにその機種の動きや得意な機能が本当に自分のお口に合うものか？　よく検討しましょう。

Theme 2 オーラルケアについて

ケミカルプラークコントロール

歯みがきペースト（歯磨剤）

歯みがきペーストの成分には基本成分と薬用成分があります。基本成分とは研磨剤、湿潤材、結合剤、発泡剤、香味剤などで、薬用成分は、むし歯、歯周病、口臭など目的に合わせて予防効果を高めます。

Q. 歯みがきペーストって使ったほうがいいの？
A. 歯みがきペーストは汚れを落とすという目的の他に、むし歯や歯周病などを予防する効果のある薬用成分で歯や歯肉に作用させる役割があります。薬用成分の配合されたものを目的に合わせて選択し、使用したほうがよいでしょう。ただし、研磨剤がたくさん入ったジャリジャリする特殊なものは、歯や歯肉を傷つけるばかりか余計に汚れがつきやすくなるので注意が必要です。
歯みがきペーストの使用は、不使用の場合よりおよそ20％清掃効果を上げることができます。

うがい薬（洗口剤）

うがい薬を使えば歯みがきをしなくてもよいわけではありません。うがい薬は歯みがき後に使うと、唾液中の細菌量を減少させる効果があります。殺菌効果でむし歯や歯周病、口臭を予防するほか、フッ素配合のものならむし歯予防にも有効です。使用後は30分くらい水でうがいしないほうがよいでしょう。

歯みがきペーストや洗口剤に含まれる主な薬用成分

製品に記載されているので確認してみましょう。フッ素が含まれている歯みがきペーストは多く、市場に出ているものの87％※に含まれているというデータもあります（ご自分の使用している歯みがきペーストの薬用成分を確認しましょう）。

※ライオン歯科衛生研究所2003データ

むし歯予防	フッ素（フッ化ナトリウム、モノフルオロリン酸ナトリウムなど）
歯肉炎予防	塩化セチルピリジニウム（CPC）、塩化ベンゼトニウム、ビタミンCなど
歯周炎予防	グリチルリチン酸、トラネキサム酸、ビタミンE、塩化ナトリウムなど
口　臭	銅クロロフィリンナトリウムなど
知覚過敏	乳酸アルミニウム、硝酸カリウムなど

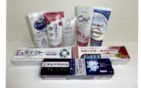
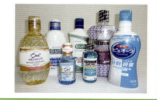

フッ素のむし歯予防効果

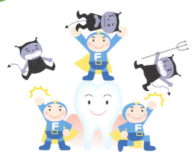

フッ素は、①酸に溶かされた歯を修復します。②歯を強くし、酸に溶けにくくします。③細菌の酸産生を抑制します。

トゥースペーストテクニック
- 歯ブラシに1cm（1g）の歯みがきペーストをつける（6歳未満では5mm以下）。
- 歯みがきペーストをお口全体に広げてから歯みがきをする。
- 歯みがき中は歯みがきペーストをなるべく吐き出さない。
- 1口（約10mL）くらいのお水で1回だけ30秒間ぶくぶくうがいをする。
- およそ2時間は飲食しない。

Theme 2 オーラルケアについて

歯間のお掃除をしましょう

右グラフのように、歯間をお掃除する用具を使っている人はまだまだ少ないのが現状です。

しかし、歯ブラシを使ってていねいに歯みがきをしても、プラークは完全には取り除けません。歯間には毛先が届かないからです。この歯ブラシの毛先が届かない歯間の汚れがむし歯や歯周病の原因になります。

歯ブラシプラスアルファのホームケアを実践していきましょう。

Q.歯間清掃用具を使っていますか？

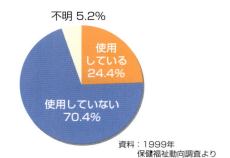

資料：1999年
保健福祉動向調査より

デンタルフロス

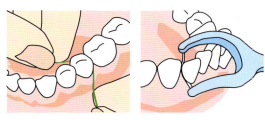

フロスをノコギリのように前後に動かしつつ歯と歯の隙間にゆっくり入れ、歯の丸みに沿わせて上下に動かします。歯と歯肉の境目の溝の中におよそ2mm入れ、歯肉溝・ポケットの中もきれいにします。

デンタルフロスは弾力のある細い繊維の束でできていて、歯間に入れてプラークを繊維の束で巻き取るように取り除きます。糸を指に巻きつけて使うタイプ（図左）と、ホルダーに糸がついているタイプ（図右）があります。初心者にはホルダーつきが扱いやすいのでおすすめです。繊維もワックスつきやワックスなしなど種類があるので、自分のお口に合ったものを選びましょう。歯科医院で選んでもらったり、使い方を教えてもらったりすることをおすすめします。

歯間ブラシ

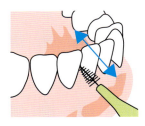 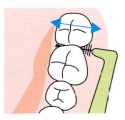

フロスをノコギリのように前後に動かしつつ歯と歯の隙間にゆっくり入れ、歯の丸みに沿わせて上下方向にも動かします。

歯と歯の間に隙間が大きく空いている場合には、デンタルフロスよりも歯間ブラシのほうがよいことがあります。太さに種類があるので、自分に合ったサイズを使うことが大切です。
合わないサイズを使うと歯や歯肉を傷めることがあります。歯科医院で自分に合ったサイズを選んでもらうとよいでしょう。
歯間ブラシには、LL、L、M、S、2S、3S、4Sの7種類のサイズがそろっています。歯間ブラシの欠点は、隣り合っている歯との接触点部が清掃できないことです。

ワンタフトブラシ

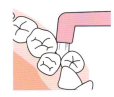 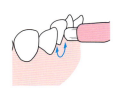 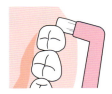

歯間は汚れをかき出すように上下に動かしますが、図のような場合はデンタルフロスがより有効です。

歯と歯肉の境目をなぞるように動かします。

奥歯の奥に届いたのを確認して動かします。

歯並びが悪いところや奥歯の裏側など、普通の歯ブラシではみがきづらいところにおすすめのブラシです。

21

Theme 3　オーラルエステティック

歯を白くしたい人へ～Teeth Whitening～

Teeth Whitening（歯のホワイトニング）って？

歯を今よりも白く美しくすることを「ホワイトニング」といいます。ホワイトニングにはいろいろな方法がありますので、自分の希望や歯の色の状態に合わせて方法を選択しましょう。

あなたの歯の色は？

自分の歯の色に一番近いのはどれでしょう？

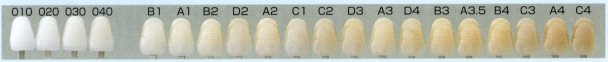

（写真シェードガイド：歯の色調を合わせるための見本）

歯のクリーニング

生えたての頃は白かった歯も、食べ物、飲み物、うがい薬、タバコのヤニなどの影響で少しずつ黄ばんできます。これは歯の表面に色素がくっついてしまうためです。また、加齢によっても濃い黄色や薄茶色に変化します。この色素を歯科医師や歯科衛生士が専用の器具でキレイに落とすのが「歯のクリーニング」です。

歯のクリーニングによってもともとの自分の歯の色にすることができ、本来のツヤを戻すこともできます。

歯の漂白（ブリーチング）

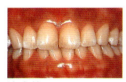
治療前

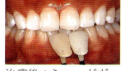
治療後：シェードガードと合わせてみています

もともとの自分の歯の色よりももっと白くしたい場合には、「ブリーチング」という処置がおすすめです。お薬（過酸化水素や過酸化尿素）で歯を処理すると、表面や内部の色素を分解して白くする方法です。

歯科医院で処置を行う「オフィスブリーチング」とご家庭で自分で行う「ホームブリーチング」の2種類があります。

ブリーチングの効果は永久に続くわけではなく、少しずつもとの色に戻っていくため、白さを維持するには定期的にブリーチングをくり返す必要があります。

また、抗生物質の影響で変色した歯や神経を取った歯はあまり白くなりません。また、人の歯は紙のように白くすると不自然さが目立つようになります。

歯が白いと明るい性格になれる？

首都圏および近畿圏で働く女性500人に聞いた「歯の健康」調査によると、現代女性の多くは歯の色にコンプレックスを抱いているようです（右グラフ）。自信のない人が7割を超え、理由の8割は「色がくすんでいる」ということでした。

また、「もっと歯が白ければ、人生や性格にどのような変化が生まれると思いますか？」という質問には、5人に1人が「もっと積極的になれる」「人前でも積極的に発言できる」「明るい性格になれる」と答えており、コミュニケーションに対して前向きになれるようです。まずは歯の表面からプラークを除去し、クリーニングで"くすみ"を取り、歯本来が持つ輝きを取り戻してみませんか？

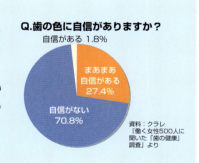

Q.歯の色に自信がありますか？
自信がある 1.8%
まあまあ自信がある 27.4%
自信がない 70.8%

資料：クラレ「働く女性500人に聞いた「歯の健康」調査」より

Theme 3 オーラルエステティック

歯のマニキュア

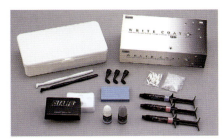
歯科医院用のマニュキュア
クラレノリタケデンタル（株）

マニキュアには、ご家庭で自分自身で行う簡易的なものと、歯科医院で行う専門的なものの2種類があります。
ご家庭で行うマニキュア：マニキュアを、爪に塗るのと同じように歯の表面に塗ります。半日〜1日程度で剥がれます。
歯科医院で行うマニキュア：歯科用のマニキュアを専用の接着剤を使って歯科医師や歯科衛生士が歯に塗ります。ご家庭用のものより耐久性があり、1〜3カ月程度は持ちます。

ラミネートベニア（取り外しできない歯の付け爪）

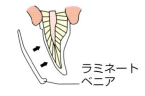
ラミネートベニア

歯の変色が強くてブリーチングでは白くならない場合や、確実に白くしたい場合に行います。歯の表面を0.3〜0.5mm程度一層削り、セラミックでつくった歯の形をした薄い板を貼りつけます。

差し歯

歯の色だけでなく、歯並びも同時に治したい場合に行います。歯を大きく削り、セラミックでつくった被せ物（クラウン）を入れます。

（株）トクヤマデンタル「セラエステ」使用

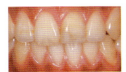
術前

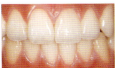
術後

Point ラミネートベニアと差し歯は、確実に白くはなりますが、削ってしまった歯はもとには戻りません。本当にするべきかどうかをよく考えて、歯科医師・歯科衛生士に納得いくまで相談しましょう。

あなたの希望のホワイトニング法はどれ？

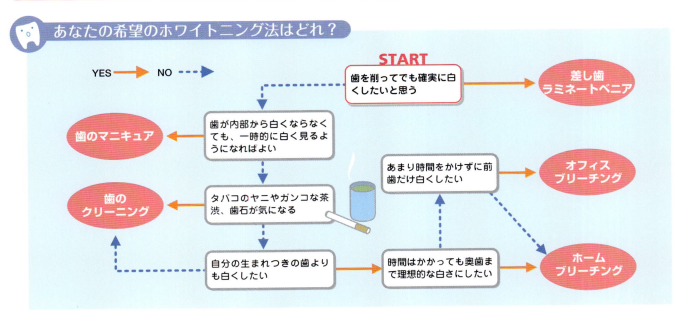

23

Theme 3 オーラルエステティック

アンチエイジングとオーラルビューティー

アンチエイジングってなに？

アンチエイジング（抗加齢療法、抗老化療法）とは、老化や生活習慣病を予防し、いつまでも若々しく病気にならない体をつくり、ひいては長命長寿を可能にすることをいいます。

加齢によってホルモンや唾液をはじめ、他の内分泌の量は確実に減少し不足していきますが、生活習慣の見直しや日常生活のちょっとした工夫、医学的な方法で不足したホルモンを増やしたりバランスを整えたりすることで、健康で快適な生活を最期まで送ることも決して夢ではありません。

お口の中のアンチエイジング

加齢に加え更年期以後ではホルモンの減少で、お口の中が乾燥しやすくなったり（ドライマウス）※、歯周病が進行しやすくなったりします。エストロゲンは骨密度の維持に重要な役割を果たしているため、減少で骨粗鬆症になりやすくなります。骨量の減少は、歯を支えている歯槽骨にもおよび、歯周病の進行を速めることにもなります。

※関連ページ p.29「女性とドライマウス」

対策

加齢によるホルモンバランスの乱れがお口の中に影響を与えるといっても、基本的にむし歯や歯周病は細菌による感染症です。毎日の歯みがきや、歯科医院でのケアで十分に予防できます。加齢によるお口の変化を知り、しっかりとケアをしていけば、お口のアンチエイジングは不可能なことではありません。

オーラルビューティー

ここ数年、患者さんの中で、むし歯や歯周病・定期健診以外の目的で歯科医院に来院される方が増えてきました。お口全体がキレイになることが第一の目的です。キレイのターゲットは個々で少しずつ違います。「歯」「歯肉」「むし歯の治療跡」「口元」「くちびる」「笑顔」など、患者さんの欲求も高度化・多様化しています。

歯みがき回数や習慣などは10年前から大きな変化はありませんが、歯の黄ばみや歯の白さ・口元のキレイさなど自分のお口の美しさを具体的に気にする人が増えて、それをセルフケアやプロケアで改善していきたいという考え方が増えてきました。

患者さん自身が自分のお口の中に興味を持つようになり、歯科医院で受けるさまざまな処置が自分をキレイにすることにつながったり、自信を持ってもらえたりするようなお手伝いを歯科医院側でも開始しています♪

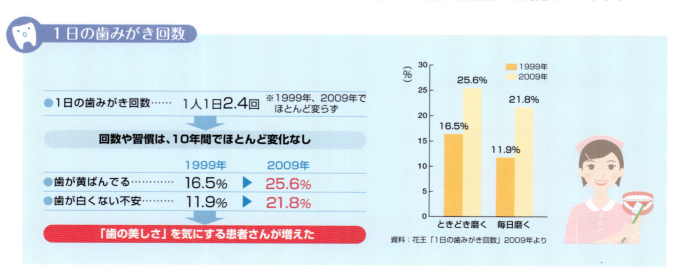

1日の歯みがき回数

- 1日の歯みがき回数……1人1日 **2.4回** ※1999年、2009年でほとんど変らず

回数や習慣は、10年間でほとんど変化なし

	1999年	2009年
●歯が黄ばんでる	16.5%	▶ 25.6%
●歯が白くない不安	11.9%	▶ 21.8%

「歯の美しさ」を気にする患者さんが増えた

資料：花王「1日の歯みがき回数」2009年より

Theme 3 オーラルエステティック

Best Smile のために～表情筋のエクササイズ～

表情をつくる筋肉って？

人間の顔には「表情筋」という筋肉があり、これが表情をつくっています。表情筋は骨から骨につながっている他の筋肉と違い、骨から皮膚につながっているため、皮膚を直接動かして感情を表したり、微妙な表情をつくり出すことができます。表情筋が衰えるとシワができたり、たるみが起こったりします。Best Smile のためにもお顔の簡単エクササイズを実行してみましょう。

主な表情筋

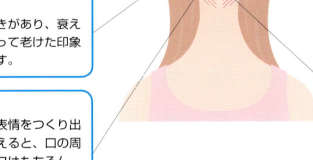

前頭筋（ぜんとうきん）
衰えると額の横ジワがくっきりしてきます。

眼輪筋（がんりんきん）
眼の開閉をする働きがあり、衰えると目尻のシワやまぶたのたるみが起こります。

頬筋（きょうきん）
口角を上げる働きがあり、衰えると口角が下がって老けた印象の口元になります。

口輪筋（こうりんきん）
さまざまな口の表情をつくり出す筋肉です。衰えると、口の周りのたるみ・シワはもちろん、くちびるの色もくすんでしまいます。

大頬骨筋（だいきょうこつきん）
笑顔をつくるのに欠かせない筋肉です。衰えると、頬がゆるみ、顔の中心部に向かってたるみが起こります。

咬筋（こうきん）
食べ物を噛むときに使います。よく噛むことで鍛えられます。

オトガイ筋
下あごを押し上げてあごのラインを引き締める役目があります。衰えると、二重あごになってしまいます。

 口角とフェイスラインを引き締める簡単エクササイズ

STEP1
割り箸をくわえ、「イーッ」という要領で口角を引き上げて笑顔をつくり2分間キープします。

STEP2
割り箸をくわえ、落とさないように「アイウエオ」や「ウイスキー」と発音します（2～3分程度）。

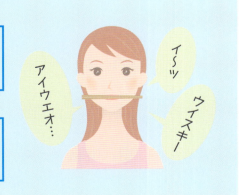

25

Theme 3 オーラルエステティック

くちびるエクササイズ

25歳は口元の美のターニングポイント

歯科界では「35歳は歯と歯肉の曲がり角」といわれています。一般的には「25歳はお肌の曲がり角」といわれていますが、実はくちびるや口角やフェイスラインも25歳がターニングポイントです。意外と気づきにくいですが、くちびるはエイジングの影響を受けやすいデリケートな部分です。

くちびるの形：顔の筋肉がゆるんでくると、シワが増えたり口角が下がると同時にくちびるの形もゆがんだりします（それだけでも老けて見えてしまいます）。

くちびるは常に露出した粘膜組織なので皮膚よりも敏感に、乾燥や紫外線の影響を受けやすく、縦ジワができるなど老化が進みやすい部位です。気づいたときからお手入れを始めましょう！

口元美人になるテクニック〜 Beautiful Lip 〜

くちびるの形を整える、口角アップエクササイズ。
口角は、表情をつくり、発音にもかかわる大切なパーツ。下がっているとくちびる自体はもちろん、顔全体が老けた印象に。歯科衛生士考案のユニークなエクササイズで口角をキュッとアップ。

エクササイズの前に…プレエクササイズ

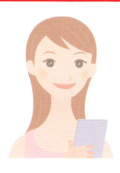

● 鏡で左右の口角をチェック
鏡に向かって歯を見せないように笑顔をつくります。
このとき、左右の口角の高さが違っていたら要注意！偏咀嚼などでもゆがみが出る場合があります。ほうれい線（小鼻から口角に向かってできるシワ）や頬のたるみも一緒にチェックしましょう！

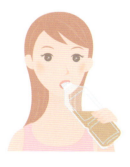

● くちびるの筋力チェック
500mLのペットボトルに2/3くらい水を入れて、歯を使わずにくちびるの力だけで、フタをくわえて、下を向きます。10秒以上キープできたらOK。もしできなければ、口唇閉鎖力（くちびるを閉じる筋力）が弱くなっている場合が多いです。

〈スペシャルアドバイザー〉北原文子（歯科衛生士）
独自のスタンスでオーラルケアに関する最新情報や新商品を紹介。
国内外で美容・歯科のセミナー講師を務め、口腔ケアの大切さを広める活動を行っている。
著書『デンタルエステティック』（医学情報社 刊）

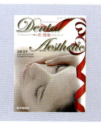

Theme 3 オーラルエステティック

エクササイズ

1 奥から2番目の歯でぎゅっと噛んでキープ

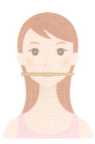

① 割り箸をくわえ、「イーッ」という要領で口角を引き上げて笑顔をつくり2分キープします。
② 割り箸をくわえ、落とさないように「アイウエオ」や「ウイスキー」と発音します。鏡を見ながら（2～3分程度）行いましょう。
（詳しくはp.25「口角とフェイスラインを引き締める簡単エクササイズ」を参照してください）

2 移動中でも気楽にできる美味しいエクササイズ

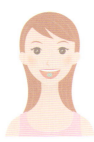

① シュガーレスのデンタルガムを2粒用意します。普段使わないほうの歯で10～20分噛みます。
② 十分に噛んだら、上のあごを上手に使って舌の上でガムをくるくるっと丸め、奥歯でぎゅっとつぶす。これを5回繰り返しましょう。舌の根のつけ根部分が鍛えられ、たるんだ口元が引き締まります。

3 ボタンを使って口で綱引き

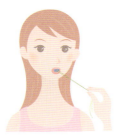

① 直径3cmくらいのボタンに糸を通して、くわえます。そのまま突き出すようにしてくちびるの力だけで支えて糸をピンと張った状態を保ちます。
② ボタンが取れないように力加減に気をつけながら10～20回糸を引っ張ります。口角が上がってくちびるのラインがキレイに整い、血行もよくなりハリ感もアップしますように♪

ときには目元よりも強い印象を残す口元です。意識して動かして口角やフェイスライン美人を手にいれましょう！

あいうべ体操

あいうべ体操は、自分で簡単にできる、お口の体操です。免疫を高めて病気を治す効果が期待されます。口呼吸から鼻呼吸にするのが目的です。鼻呼吸が健康を守ると考えられていますので、とてもよい体操です！

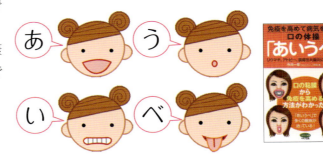

今井一彰（みらいクリニック院長）著
（株）マキノ出版発行

Theme 4 オーラルのトラブルについて

ブレスチェックをしてみましょう

他人の口臭を不快に感じたことのある女性は93%

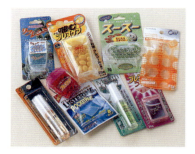

全国の男女1万人に聞いた「口臭に対する意識調査」によると、なんと93%※の女性が「他人の口臭を不快に感じたことがある」と回答しています。
また、普段携帯しているマウスケアアイテムは「ガム」「ミントタブレット」「キャンディー」などの食品・菓子類が多くを占めていました。しかしこれらは口臭を香りでマスキングするだけで、根本的な口臭の予防効果は期待できません。効果的な口臭の予防はどうすればいいのでしょうか？

※ファイザー株式会社『全国の男女1万人にきいた「口臭に対する意識調査」』より

口臭の原因は？

口臭の予防法の前に、原因を知っておきましょう。口臭の原因は「胃が悪いから」「食べ物のせい」と思っていませんか？ これらが原因になることはありますが、その数はとても少なく、ほとんどがお口の中の汚れ（細菌群）や歯周病が原因です。

口臭は、細菌が私たちの体にある一部のタンパク質から出てきたアミノ酸を材料にして硫化水素やメチルメルカプタン、ジメチルサルファイドなどのVSC（Volatile Sulfur Compounds、揮発性硫化物）というガスをつくり出すことで発生します。また、歯周病原菌そのものが強い悪臭を発しています。

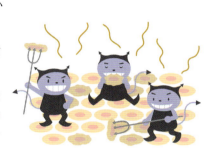

歯周病と口臭

歯周病患者のお口の中は、歯周病原菌と戦って死滅した白血球やリンパ球、破壊された歯肉の組織、死滅した細菌などが溢れています。これらはタンパク質でできており、ニオイの原料になるアミノ酸が増えてしまいます。しかも歯周病原菌はVSCをたくさん出す菌なので、どんどん口臭がひどくなっていきます。
口臭は口臭検知器で測定することができます。口臭が強いと感じたら歯周病を疑って、歯科を受診してみましょう。

口臭チェックしてみましょう

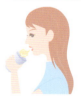

簡単な方法で自分の口臭を調べることができます。
❶直前にうがいや歯みがきをしていない状態で、コップの中に息を吐き出します。
❷コップは手でフタをして、一呼吸おいて新鮮な空気を吸います。
❸コップの中のニオイを嗅いでみます。朝、起床時が一番敏感に感じることができます。

効果的なブレスケア

● お口の中の汚れ・細菌群を除去する
　歯みがき／殺菌剤配合のマウスウォッシュでの洗浄
　舌クリーナーで舌の汚れを取る
● 唾液をたくさん出す
　よく噛んで食べる／キシリトール入りのガムを噛む
　日本茶や砂糖の入っていない水分を摂る

舌みがきのススメ 鏡で自分の舌を見てみましょう。白っぽくなっていたら要注意です。この白い汚れはプラークです。専用の舌クリーナーを使って、舌のケアもしていきましょう。舌みがきは毎日する必要があります。

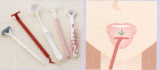

Theme 4 オーラルのトラブルについて

女性とドライマウス

ドライマウスってなに？

唾液の分泌量が減り、お口の中が乾いた状態になることをドライマウス（口腔乾燥症）といいます。唾液には抗菌力や汚れを洗い流す働きなどがあるため、唾液が少なくなるとお口の中の細菌が繁殖しやすくなり、口臭が発生したり、むし歯や歯周病にかかりやすくなったりします。

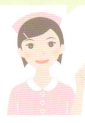

気になる症状が続くときは早めに歯科医師に相談しましょう！

症状例
- 口の中が乾く
- 食べ物が飲み込みにくい
- 唾液があまり出ない
- 舌や唇がひび割れる
- 口臭が気になる
- 口中がネバネバする　など

主な原因
- 精神的ストレス
- 服用薬の副作用
- ホルモンの変調
- 食べ物をよく噛まない
- 体調不良や病気
- 口で呼吸をする、加齢　など

ケア例
- 食べ物をよく噛む
- ストレスを溜めない
- 唾液が出る食品を食べる
- 部屋の湿度に注意
- 鼻呼吸を確認する
- 人工唾液で潤す　など

ドライマウスと女性ホルモン

月経（生理）前　ホルモンの変動が激しいために免疫力が低下し、お口の中の細菌（特に、女性ホルモンを好む歯周病原菌）が繁殖しやすくなります。月経前にお口の乾きや口臭が気になる人も多いようです。

更年期　女性ホルモンが減少すると唾液の分泌にも影響を与えます。また、更年期障害の症状をやわらげるための薬や高い血圧を降下させる薬の副作用で唾液が減少することもあります。

🦷 口臭予防にハーブティー

ハーブティーがお口の健康にとてもよいって知っていますか？　優れた殺菌力や抗炎症作用、粘膜保護作用などにより気軽に口臭や歯周病予防ができますが、いつも飲んでいることが必要です。

ペパーミント	口臭予防	お口をさっぱりさせたいときにおすすめです。殺菌作用による口臭予防効果も。
ラベンダー	口臭予防	心身のリラックスに役立ち、口臭を緩和する効果があります。
タイム	口臭予防	殺菌作用による口臭予防効果が期待できます。
クローブ	口臭予防 歯痛 歯肉炎	強い殺菌消毒作用で口臭予防にとても効果があります。 歯痛や歯肉炎の痛みには、濃いめにお茶を出してしばらく口に含んでおくと症状が緩和されます（鎮痛・鎮静作用）。
ローズ	歯肉炎 口内炎	抗炎症作用により、歯肉炎や口内炎の症状を緩和する効果があります。 女性ホルモンの働きをよくする効果もあるので、デート前にもおすすめ。
ローズマリー	歯肉炎 歯肉からの出血	血液循環の促進、血管壁強化作用で、歯肉炎や歯肉からの出血に効果的です。
マリーゴールド	歯周病	消炎作用や粘膜保護作用があるので、お口の粘膜の炎症に効果的です。
セージ	歯肉炎 口内炎	歯肉炎や口内炎などお口の粘膜の炎症を緩和する効果があります。 喉が痛いときにもおすすめです。

〈スペシャルアドバイザー〉安川裕美（歯科衛生士）
癒しを求める患者さんが拡散する中、その期待に応える手掛かりとして「五感に効くアロマ」を活用したクリニカルサポートを強化。
著書『デンタル×アロマテラピー』（医学情報社 刊）

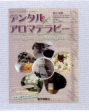

29

Theme 4 オーラルのトラブルについて

噛み合わせと歯並び

歯の役割は物を噛むだけではありません

歯は物を噛むだけでなく、食べ物を味わったり（歯ごたえ）、正しい発音でしゃべったり、消化を助けたりと、さまざまな役割を果たしています。
よい噛み合わせでよく噛むことやキレイな歯並びは、健康な生活を送るためにとても重要なことなのです。

悪い噛み合わせや歯並びの影響

- 歯の寿命が短くなる
- むし歯や歯周病になりやすい
- 頭痛
- 肩こり
- 腰痛
- 消化が悪くなり胃腸の病気になりやすい
- 顎関節症になりやすい
- 発音が悪くなる
- 顔貌がゆがむ
- 特別な歯のみに摩耗が起こる

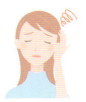

噛み合わせって？

「よい噛み合わせ」というと「キレイな歯並び」を連想する人が多いのではないでしょうか？
でも実は、噛み合わせと歯並びはイコールではないのです。歯並びが悪いと噛み合わせも悪いことが多いのですが、そうかといってキレイな歯並びの人が必ずしもよい噛み合わせというわけではありません。歯並びがよくても噛み合わせは悪いということもあるのです。治療後の噛み合わせがしっくりこない場合はチェックを受けてください。

噛み合わせが悪くなる主な原因

- 生まれつき
- 親知らず
- 頬杖をつく
- 舌癖
- 片側だけで噛む
- 顎関節症
- 食べ物をよく噛まない
- 歯周病
- むし歯を放っておいて歯並びが崩れた
- むし歯を治した詰め物・被せ物が合わない

矯正治療

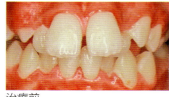
治療前

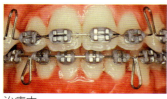
治療中

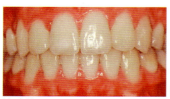
治療後

矯正治療とは、不規則に並んだ歯に矯正装置をつけて、少しずつ正しい位置に移動させることをいいます。
ただ歯並びだけをキレイにすればよいというものではなく、よい噛み合わせがあってこその美しい歯並びです。上と下の歯の噛み合わせを考えて、治療を行っていきます。清潔感のある口元を目指してください。
治療の期間や費用は、お口の状態によって違いますので、まずは歯科医師にご相談ください。

美しい横顔のポイント～Eライン～

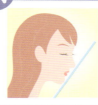

「Eライン」とは、顔を横に向けたときに鼻の先とあごを結ぶラインのことをいいます。このラインの内側にくちびるがあると、横顔が美しく見えるといわれています。日本人はこのラインからくちびるが前に出ている人が多い傾向にありますが、矯正治療によって改善することが可能です。

表から見えない矯正治療

歯の裏側に装置をつける治療法もあります。最近では装置の大きさが小さくなり、違和感もだいぶ少なくなっています。

Theme 4 オーラルのトラブルについて

入れ歯（義歯）の特徴と注意点
p.13「歯の寿命は女性のほうが短い」参照

歯を抜けたままにしておくと噛む力が低下したり抜けた歯の周りの形態が変化するなど上下の噛み合わせが悪くなり、どんどん噛む力が弱まってしまいます。失った歯の咀嚼・発音を回復させるために、入れ歯を入れることがあります。

入れ歯には、全部の歯がついている総入れ歯（総義歯）と部分的に歯がついている部分入れ歯（局部義歯）があります。

現在は、金属の留め金を用いないスマートな入れ歯もあります。

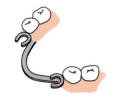 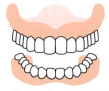

部分入れ歯（局部義歯）　総入れ歯（総義歯）

デンチャープラーク	入れ歯のことをデンチャーといいます。入れ歯も日々お手入れをしないと、自分の歯と同じようにプラーク（歯垢）が付着してしまいます。これを入れ歯の場合、デンチャープラークと呼びます。毎日よく洗浄してください。

入れ歯の清掃が不十分だと

- 口臭の原因になります。
- 入れ歯特有の口内炎になります。
- 入れ歯にもステイン（お茶・紅茶・タバコなどの色素沈着）がつきます。
- 入れ歯にも歯石が付着します。
- 部分入れ歯のバネがかかっている歯や残っている歯に菌が付着します。

入れ歯のお手入れ方法

毎食後、入れ歯を外してからブラッシングし、清潔な入れ歯を保ちましょう。
入れ歯にもプラークは付着します。

入れ歯の清掃方法	部分入れ歯も総入れ歯も必ず外して清掃しましょう。部分入れ歯の場合、金具のバネの部分は小さい歯ブラシや歯間ブラシを使ってていねいにみがきます。力を入れすぎると、金具のつめなどを変形させ、粘膜に傷をつくる原因になるので、軽い力でみがきましょう。また、バネをかける歯も注意してみがきましょう。市販の入れ歯洗浄剤などを併用して使うと効果的に清掃できます。
入れ歯洗浄剤の使い方	●外した入れ歯は入れ歯洗浄剤を溶かしたぬるま湯に入れます。 （注）汚れがひどい場合には、一晩つけておきましょう。 ●浸漬・洗浄後、歯ブラシを使用して流水下で仕上げ洗いをします。 （注）落として破損させないよう、水を張った洗面器などの中で洗います。
入れ歯の保管方法	入れ歯を装着したまま眠るのか？　外して眠るのか？　は、主治医に相談してください。外して眠る場合、入れ歯は加熱や乾燥に弱く、そのままにしておくと変形や変色、ひび割れの原因になるので、水を入れた容器で保管しましょう。
お口のお手入れ	残っている歯にも歯ブラシをきちんと当て、細かく動かしてみがきます。

Theme 4 オーラルのトラブルについて

あなたは大丈夫？

若い女性に多い顎関節症

顎関節症は、あごの関節（顎関節）に構造の異常や炎症症状が見られないにもかかわらず、「あごが痛む」「口を大きく開けることができない」「あごを動かすと音がする」などの慢性症状を持つ疾患をいいます。

自覚症状は、関節雑音（捻髪音＝ギシギシ、クリック音＝カクンカクン）が高頻度に見られ、痛みは主に口を開けるときに生じます。20〜30歳代の女性に多く見られ、近年、若年化（発症率18〜32％）がいわれています。若年者の中で15〜19歳が占める割合は70〜80％にも達しています（身長が伸びるとき、骨格の成長に伴うことがあります）。この若年者の主症状は関節円板障害で、口が大きく開かなくなることが特徴です。

原因ははっきりしない点もありますが、表のような因子が複合的に起こっている可能性が考えられます。

顎関節症の主な原因
- 異常な顎運動
- 詰め物・被せ物の不適合
- 噛み合わせの異常による異常刺激
- 精神的ストレス
- 咀嚼筋の異常緊張
- 過度の開口
- 片側だけで噛むなどの習癖
- 長期間にわたる歯ぎしり
- 筋膜に炎症を伴うことがある

金属アレルギーって？

歯科治療に使われる詰め物や被せ物、入れ歯には、何らかの金属が使われていることがとても多いのですが、この金属が原因のアレルギーで皮膚やお口の中に発疹ができたり荒れたりすることがあります。

金属アレルギーは、金属をお口の中に装着してすぐに起こることもありますが、治療後何年も経ってから症状が現れることもあります。発疹は手のひらや足の裏に出ることもあります。症状が現れると、お口の中の金属だけでなく同じ金属のアクセサリーなどにも反応します。症状が出たら速やかに主治医に相談しましょう。

金属アレルギーの人は…
検査の結果、金属アレルギーのある人は、原因となる金属を含まない材料を使って治療します。全ての金属が使えない人はまれです。セラミックを使うことも1つの手段ですが、セラミックの治療には健康保険が効きませんので、主治医と相談しながらどの材料を使って治療するかを検討しましょう。

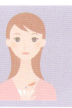
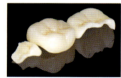
セラミック製の詰め物・かぶせ物

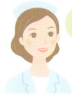

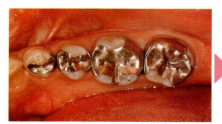
術前
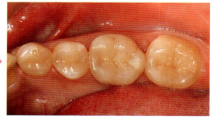
術後　金属から合成樹脂に詰め代えた同じ歯
（株）トクヤマデンタル「セラエステ」使用

金属アレルギーを発症する人は限られていますので、むやみに怖がる必要はありません。何かのアレルギーがある人や金属製品にかぶれやすい人は、治療前に歯科医師に申告して相談することをおすすめします。

Theme 4 オーラルのトラブルについて

歯を削ったら、歯がなくなったら

歯を削ったら？

むし歯の大きさや深さによって削らなければならない量は異なります。歯を削った量によって、詰め物や被せ物の種類が変わります。

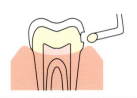

コンポジットレジン充填（詰め物）
歯と同じ色の樹脂のペーストを削った場所に詰め、特殊な光を当てて固めます。むし歯が小さく浅い場合や、前歯のむし歯に詰めることが多いです。

インレー、アンレー（詰め物）
型を取って、歯科技工士が作製した詰め物を装着します。

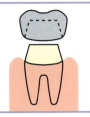

クラウン（被せ物）
むし歯が大きくたくさん歯を削った場合は、歯の形の被せ物を装着します。

歯がなくなったら？

むし歯や歯周病、外傷などで歯がなくなってしまったら、ブリッジや入れ歯などを装着します。
いつまでも抜けたままにしておくと、周りの歯が動いてしまい、歯並びや噛み合わせが狂ってしまいます。

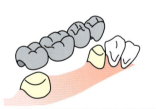

ブリッジ
抜けた歯の両隣の歯を支えにして、両岸に橋を架けるように人工の歯を装着します。取り外しをしないので安定感があり、よく噛めます。ただし、両隣の健康な歯を大きく削らなくてはならないことが欠点です。

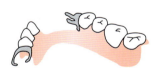

入れ歯
ブリッジほどの安定感はありませんが、両隣の歯を大きく削らなくて済みます。安定させるために金属のフックを歯に掛けること、取り外しをする点で審美的に劣る点があります。

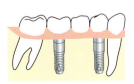

インプラント
歯槽骨に人工の歯根を埋め込み、その上にクラウンやブリッジを装着する治療法です（詳しくはp.34「インプラントってなに？」を参照してください）。

Theme 4 オーラルのトラブルについて

インプラントってなに？

インプラントって？

インプラントは、むし歯や歯周病などで歯がなくなってしまった場所の歯槽骨に金属性（生体親和性のよいチタン）の人工歯根を植え、それを土台にしてクラウン（被せ物）やブリッジ、入れ歯を装着する治療法です。

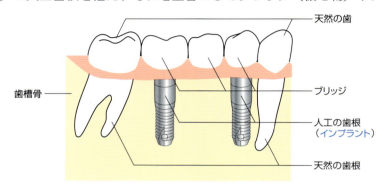

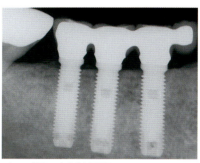

インプラントX線写真

インプラントのメリット
① 自分の歯のようによく噛める
② 周りの健康な歯を削らずに済む
③ 見た目が自然
④ 歯槽骨がやせるのを防ぐ

インプラントのデメリット
① 手術が必要なため、歯槽骨や歯肉の治癒に時間がかかる（治療期間4～6カ月）
② 健康保険適用外なため、治療費が高額
③ お口や歯槽骨の状態によって治療できない場合がある
④ 細菌感染には弱いため、自分の歯以上にていねいなプラークコントロールが必要
⑤ 柔らかい・硬いなどの食物の性状感覚はよくわからない

インプラントQ&A

Q1 手術のときに痛みはありませんか？
A. 麻酔をかけて治療しますので痛みはほとんどありません。処置時間は30～120分程度でほとんどの場合、入院の必要はありません。

Q2 費用はどのくらいかかりますか？
A. 健康保険適用外ですので自由診療扱い（自費）となります。インプラントの本数や種類によって費用は異なりますので、事前に歯科医院へ問い合わせましょう。

Q3 誰でも治療を受けられますか？
A. 心臓病や糖尿病、骨粗鬆症などの持病がある方は受けられない場合があります。また、歯槽骨の状態によっても受けられないことがあります。自分が治療を受けられるかどうか主治医に相談しましょう。

Q4 どのくらい持ちますか？
A. インプラントの金属材料であるチタン（Ti）は骨や歯肉と馴染みがよい性質があります。しかし細菌の感染には弱いため、長持ちさせるためには自分の歯以上のお手入れが必要になります。ご家庭での歯みがきはもちろん、定期的に歯科医院へ通い、健診やプロフェッショナルケアを受けましょう。

インプラント治療には適応症があるので、主治医によく相談しましょう。

Theme 4 オーラルのトラブルについて

自分の歯と歯肉・インプラントの歯と歯肉との違い

自分の歯の特徴	インプラントの特徴
歯根膜があるため、骨と直接接触していない 歯肉線維は歯根面に対して垂直に走行している 歯肉、骨、歯根膜の3つの方向から歯肉へ血液供給がある	歯根膜がないため、骨と直接に接触している 歯肉線維はインプラント面に対して平行に走行している 歯肉、骨の2つの方向から歯肉へ血液供給がある

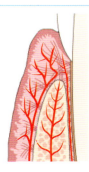 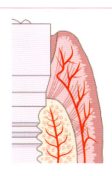

 歯根膜とは
自分の歯では歯根の表面にあるセメント質と歯槽骨を結ぶ歯肉線維と歯根膜線維は歯の支持・恒常性・再生などの働きがあります。
インプラントは歯根膜がないため、感覚機能に劣り、食物の硬い・軟らかいが感じられません。

歯周病とインプラント周囲病変の違い

歯周病	インプラント周囲病変
●歯が動く（動揺）などの症状が現れます ●治療方法がある程度解明されています	●インプラントは動いたり（動揺）しません ●強い炎症とポケットの深化、排膿が見られます ●インプラント周囲炎の治療方法は、インプラント専門医に依頼します

歯肉炎（歯肉に炎症が起きている状態）より進行させないことが大事！

インプラント周囲粘膜炎の初期病変は歯肉炎とほぼ同じです。
悪化させないことが大事！

インプラントのメインテナンス

インプラントには、接合部があり、汚れがたまりやすく、落としにくいです。
歯ブラシ（毛先はソフトまたはウルトラソフトを使用しましょう）、歯間ブラシ、ワンタフトブラシ、デンタルフロスなどを使って、丁寧に清掃する習慣をつけましょう。

※ p.21「歯間のお掃除をしましょう」参照。

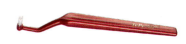
クロスフィールド（株）
TePe：IMPLANT CARE

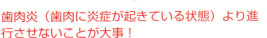
スーパーフロス

 歯科医院でのメインテナンス
歯科医院で指定された期間を守って通院しましょう。
※ p.16「定期的なプロフェッショナルケアの効果」参照。

トピックス
お口と全身の健康

バクテリアセラピー

ノーベル生理学・医学賞の審査本部があるスウェーデンのカロリンスカ医科大学が中心となって開発した、最先端の予防医療技術です。先進のバイオテクノロジーの研究によって解明されている優れた善玉菌（プロバイオティクス）によって口内菌のバランスを管理することで、お口だけではなく、全身の疾患の治療補完や予防につなげていきます。たとえば「プロデンティス」は、母乳由来の天然プロバイオティクス「L. ロイテリ菌」を生菌のまま製品にしたものです。性別世代に関係なく、赤ちゃんや妊娠中の方、治療を受けている方、どなたでも安心で安全、そして簡単に「バクテリアセラピー」をスタートすることができます。

プロバイオティクスとは？

摂取することにより、ヒトの健康増進に寄与する生きた微生物のことです。善玉菌であるプロバイオティクスを摂取し、体内の微生物のバランスを整えて、健康を維持します。特に、代表的なプロバイオティクスとしてさまざまな種類の乳酸菌が発見され、研究が行われています。

優れたプロバイオティクスの特徴
- ヒト由来である
- 生きたまま消化管に留まる
- 病原菌に対抗する作用がある
- 抗菌物質を生み出す
- 科学的根拠に基づいた健康への効果

オーラルフレイル

「オーラルフレイル」という新たな考え方の理解

「オーラルフレイル」は、口腔機能の軽微な低下や食の偏りなどを含む、体の衰え（フレイル）の1つです。この概念は東京大学高齢社会総合研究機構の飯島勝矢教授、辻　哲夫特任教授らによる大規模健康調査に基づいたもので、この研究をきっかけに2014年、日本老年医学会が提唱したものです。
「オーラルフレイル」とは、健康と機能障害との中間にあり、可逆的であることが大きな特徴の1つです。つまり、早めに気づき適切な対応をすることで、より健康に近づけます。
この「オーラルフレイル」の始まりは、滑舌低下、食べこぼし、わずかなむせ、噛めない食品が増える、お口の乾燥などほんの些細な症状であり、見逃しやすく、気がつきにくい特徴があるため注意が必要です。

「オーラルフレイル」への対応

高齢期における人とのつながりや生活の広がり、共食といった「社会性」を維持することは、多岐にわたる健康分野に関与することが明らかとなっています。この多岐にわたる健康分野には歯や口腔機能の健康も含まれており、これら機能の低下はフレイルとも関連が強いことがわかっています。したがって、歯科医師だけでなく関連職種との連携が必要です。
歯周病やむし歯などで歯を失った際には適切な処置を受けることはもちろん、定期的に歯や口の健康状態をかかりつけの歯科医師を中心に診てもらうことが非常に重要です。超高齢化社会においては、舌圧、口唇圧、咀嚼力、嚥下力などの診査を定期的に実施することが重要となります。
また、地域で開催される介護予防事業などさまざまな口腔機能向上のための教室やセミナーなどを活用することも効果的です。

"う蝕の病態説明用"

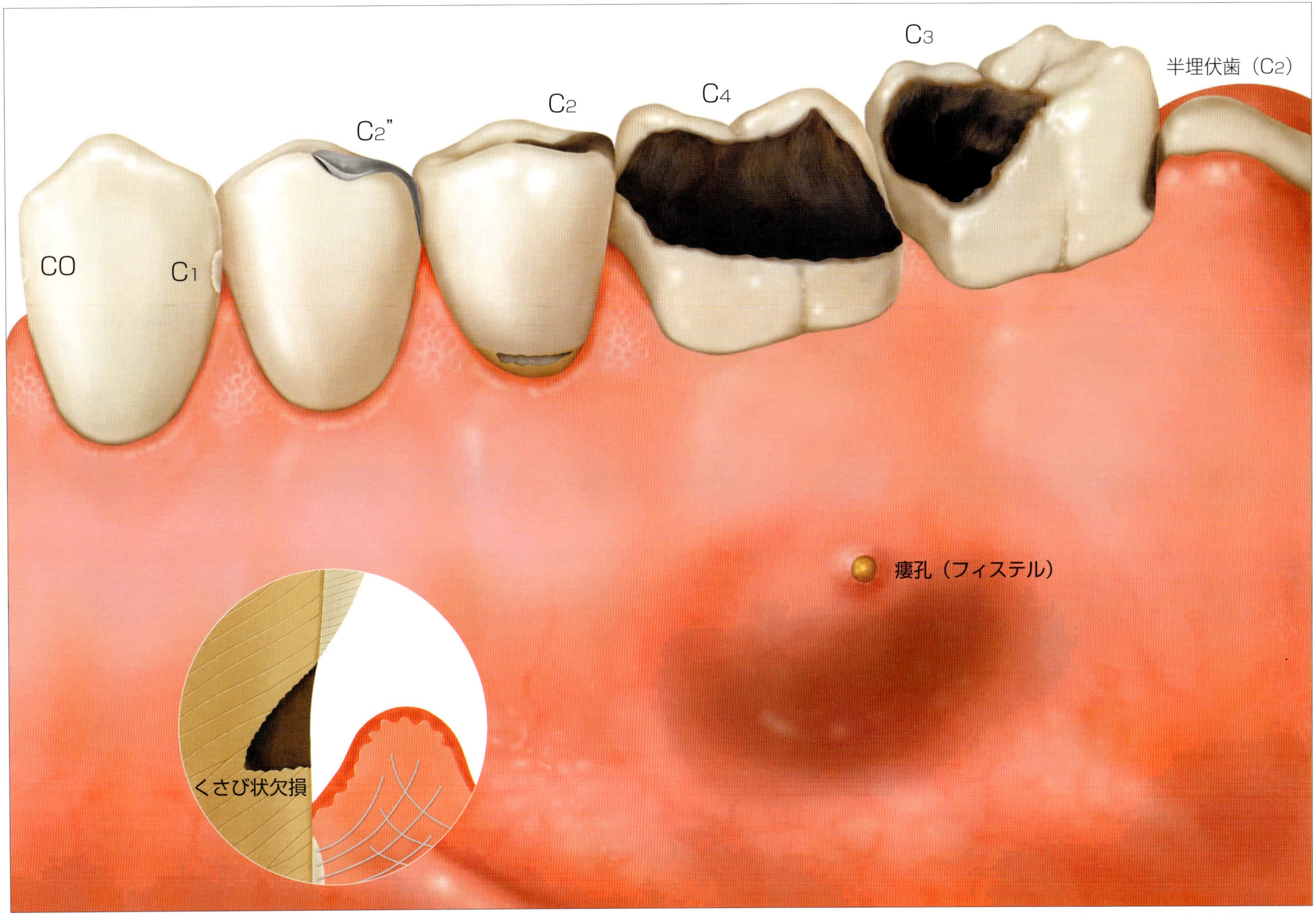

半埋伏歯（C2）

C3

C4

C2

C2"

C1

CO

瘻孔（フィステル）

くさび状欠損

『ビジュアルコミュニケーションう蝕と歯周病』医学情報社刊より

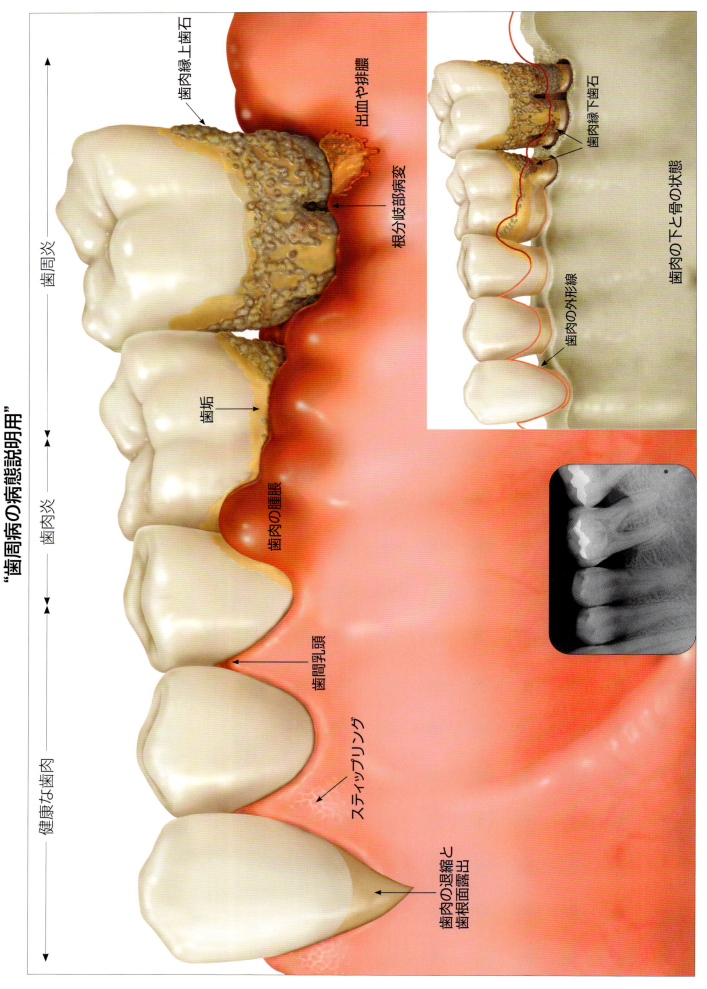

濱田 真理子（はまだ まりこ）

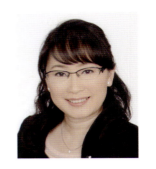

有限会社エイチ・エムズコレクション代表取締役社長。
歯科衛生士。医療チーム構築コンサルタント・人財開発コンサルタント・歯科MG戦略インストラクター。
日本大学歯学部附属歯科衛生学校を卒業後、財団法人日本歯科研究研修協会を経て、現職。
南カリフォルニア大学研修・ハワイ大学研修・インディアナ大学歯学部デンタルハイジーンジャパンプログラムマスター取得。歯科医院の管理・再生化など、さまざまな立場で医療チームや組織を牽引し「選ばれ続ける組織づくり」の法則を確立し、セオリーやスキルを全国で啓発中。
有限会社エイチ・エムズコレクション
〒130-0026 東京都墨田区両国 4-27-12 TEL.03-3846-7611

協　　　力	宮下　元	（元昭和大学歯学部歯周病学教授）
	久光　久	（元昭和大学歯学部齲蝕・歯内治療学教授）
	飯島裕之	（飯島歯科医院／東京都杉並区）
症例協力	永井茂之	（永井歯科診療室／東京都品川区）p.23, p.32
	辻威志	（Jジョー・クラフト／東京都大田区）p.32
	昭和大学歯学部齲蝕・歯内治療学教室 p.22	
	昭和大学歯学部歯周病学教室 p.34	
	昭和大学歯学部歯科矯正学教室 p.30	

・・

オーラルケアバイブル ～女性のためのOral Health教室～

平成17年　1月　5日　　第1版第1刷発行
平成21年11月10日　　第2版第1刷発行（Oral care Book 改題）
平成29年　5月　1日　　第3版第1刷発行（新訂版）

編　著　濱田　真理子
© IGAKU JOHO-SHA, Co.Ltd., 2017, Printed in Japan
発行者　若松　明文
発行所　医学情報社
　　　　〒113-0033　東京都文京区本郷3-24-6
　　　　電話　03-5684-6811
　　　　FAX　03-5684-6812
　　　　URL　http://www.dentaltoday.co.jp

落丁・乱丁本はお取り替えいたします
禁無断転載・複写　ISBN978-4-903553-68-9

エムズ・バージョンアップテキスト

デキるDHを目指して！
10ポイントで上達 SRP
―患者管理・インプラントメインテナンス―

藤森直子（H・M's COLLECTION）著

ニューヨーク大学で学んだテクニックや訓練のコツ。アメリカのクリニックでの臨床を通じて見えた日本とアメリカとの違いなどを、まとめてみました。

■A4変型　78頁　カラー　■定価（本体 3,800円＋税）

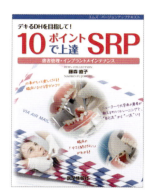

デンタル アロマテラピー
―アロマのパワーで患者満足度120％に―

安川裕美 著（H・M's COLLECTION 東日本リーダー）

"香り"から始める歯科医院経営。
安心、安全に治療が受けられるよう、医院でのアロマテラピーの活用術・応用術を解説。

■A4変型　80頁　カラー　■定価（本体 3,800円＋税）

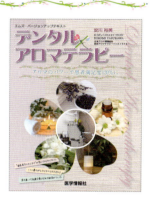

Dental Aesthetic
―デンタルエステで贈る美と健康のプレゼント―

北原文子 著（H・M's COLLECTION 副社長）

歯科衛生士ならではの観点で行うデンタルエステ。
患者満足度も歯科医院への信頼度も、きっとアップすることでしょう。

■A4変型　60頁　カラー　■定価（本体 3,800円＋税）

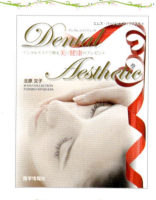

魅力UPのスタッフ入門
歯科医療接遇

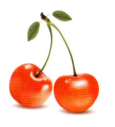

濵田真理子 著（H・M's COLLECTION 代表取締役）

医療接遇がなぜ大切か？…患者さんの欲求水準が多様化・複雑化の時代を迎えています。
医療サービスにおいて必要なスキルを"知っている"から"できる"にしておく必要があります。

■A4変型　60頁　2色刷　■定価（本体 2,400円＋税）

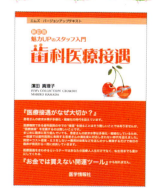

医学情報社　http://www.dentaltoday.co.jp